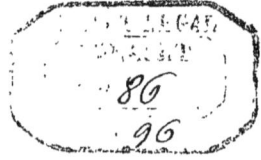

DE

L'OSTÉOPLASTIE

APRÈS L'ABLATION DU SÉQUESTRE

DANS LES OSTÉOMYÉLITES

PAR

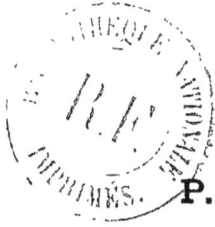

P.-A. DOMERGUE

Docteur en médecine

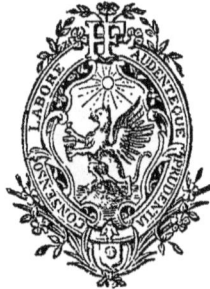

MONTPELLIER
IMPRIMERIE CENTRALE DU MIDI
(HAMELIN FRÈRES)
1896

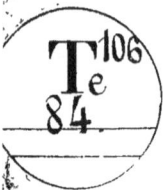

DE

L'OSTÉOPLASTIE

APRÈS L'ABLATION DU SÉQUESTRE

DANS LES OSTÉOMYÉLITES

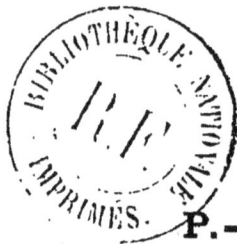

PAR

P.-A. DOMERGUE

Docteur en médecine

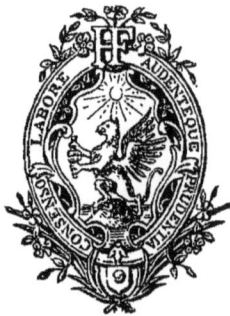

MONTPELLIER
IMPRIMERIE CENTRALE DU MIDI
(HAMELIN FRÈRES)
—
1896

PERSONNEL DE LA FACULTÉ

MM. MAIRET (✻)............. Doyen
CARRIEU................. Assesseur

PROFESSEURS

Hygiène.....................................	MM. BERTIN-SANS.
Clinique médicale............................	GRASSET (✻).
Clinique chirurgicale........................	TEDENAT.
Clinique obstétricale et gynécologie	GRYNFELTT.
Thérapeutique et matière médicale.............	HAMELIN (✻).
Clinique médicale............................	CARRIEU.
Clinique des maladies mentales et nerveuses.......	MAIRET (✻).
Physique médicale...........................	IMBERT.
Botanique et histoire naturelle médicale	GRANEL.
Clinique chirurgicale........................	FORGUE.
Clinique ophtalmologique.....................	TRUC.
Chimie médicale et pharmacie.................	VILLE.
Physiologie.................................	HEDON.
Histologie..................................	VIALLETON.
Pathologie interne..........................	DUCAMP.
Anatomie	GILIS.
Opérations et appareils......................	ESTOR.
Médecine légale et toxicologie	N...
Id. Sarda (Ch. du c.)	
Anatomie pathologique......................	N...
Id. Bosc (Ch. du c.)	
Microbiologie..............................	N...

PROFESSEURS HONORAIRES : MM. JAUMES, DUBRUEIL (✻), PAULET (O ✻).

CHARGÉS DE COURS COMPLÉMENTAIRES

Clinique annexe des maladies des enfants.	MM. BAUMEL, agrégé.
Accouchements	PUECH, agrégé.
Clinique ann. des mal. syphil. et cutanées..	BROUSSE, agrégé.
Clinique annexe des maladies des vieillards.	ESPAGNE, agrégé libre.
Pathologie externe.....................	N...

AGRÉGÉS EN EXERCICE :

MM. BAUMEL	MM. LAPEYRE	MM. VALLOIS
BROUSSE	MOITESSIER	MOURET
SARDA	BOSC	DELEZENNE
LECERCLE	DE ROUVILLE	GALAVIELLE
RAUZIER	PUECH	

MM. H. GOT, secrétaire.
F.-J. BLAISE, secrétaire honoraire.

EXAMINATEURS DE LA THÈSE :   MM. FORGUE, président.
ESTOR.
LAPEYRE.
DE ROUVILLE.

A LA MÉMOIRE DE MON PÈRE

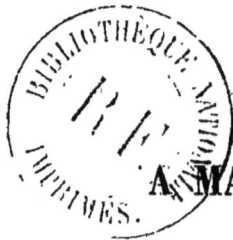

A MA MÈRE

A MA CHÈRE FEMME

P.-A. DOMERGUE.

A MES CAMARADES D'INTERNAT

MESSIEURS LES DOCTEURS

GAUTIER, MASSONET, BRENANS, PARROT

P.-A. DOMERGUE.

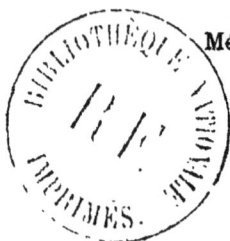

A MES MAITRES

A MES AMIS

P.-A. DOMERGUE.

INTRODUCTION

————

Nous n'avons eu qu'un but en écrivant ce modeste travail : prouver à nos Maîtres que nous nous sommes efforcé de mettre à profit ce que nous avons vu pendant notre stage hospitalier. Si ce but a été par nous atteint, nous comptons sur la bienveillance de nos Juges.

Nous avons voulu décrire simplement un procédé opératoire que nous avons vu appliquer par trois fois et donner de bons résultats. L'idée de ce procédé n'est pas nouvelle ; pourtant, si nous avons trouvé dans les livres des descriptions de procédés analogues, nous n'avons vu nulle part celui que nous avons vu mettre en pratique à la clinique de l'Hôpital Général.

Notre sujet a été divisé comme suit :

CHAPITRE I. — Essais tentés pour arriver à combler rapiment les brèches osseuses.

CHAPITRE II. — La méthode de Bier telle qu'il l'a exposée.

CHAPITRE III. — Cette méthode telle que nous l'avons vu mettre en pratique.

Observations. — Conclusions.

Qu'on nous permette d'aborder, avant d'entrer en matière, la partie la plus agréable de notre tâche, qui est de témoigner notre reconnaissance à ceux qui nous ont aidé à l'accomplir. Nous remercions donc notre aimable condisciple, Mademoiselle le Dʳ Pleksham, qui a bien voulu se charger pour nous de diverses traductions allemandes, et notre camarade M. le Dʳ Teissier, interne des hôpitaux, qui nous a aidé dans la rédaction de nos observations.

Nous adressons toute notre gratitude à M. le professeur Forgue, qui nous a donné l'idée de ce travail; nous a, à maintes reprises, prodigué ses précieux conseils et nous fait enfin le grand honneur d'accepter la présidence de notre thèse.

DE

L'OSTÉOPLASTIE

APRÈS L'ABLATION DU SÉQUESTRE

DANS LES OSTÉOMYÉLITES

CHAPITRE I

Nous sommes déjà loin de l'époque où Chassaignac considérait l'amputation comme seul traitement de l'ostéomyélite chronique. Aujourd'hui, si le membre n'est pas déjà envahi par la suppuration, les chirurgiens se bornent à pratiquer l'ablation du séquestre. Mais cette opération rationnelle nécessite une large ouverture de l'os, elle laisse après elle une brèche, largement ouverte, qui, même dans les cas les plus heureux, demandera de longs mois pour se combler.

Aussi les tentatives faites pour hâter le travail d'ossification, pour fermer au plus tôt cette porte ouverte à tous les accidents, sont-elles nombreuses.

En France et à l'étranger, les opérateurs on fait assaut d'ingéniosité, et nous sommes heureux d'avoir à citer d'abord le nom d'Ollier, dont les expériences, déjà lointaines, servirent de base aux recherches sur l'ostéoplastie. En 1859, Ollier démontra expérimentalement la continuation de la vie dans un os transplanté d'une région dans une autre sur le même animal ou sur un animal de même espèce. Plus tard, on put conclure, d'après ces expériences, que le périoste d'un os évidé étant conservé, on pouvait espérer la reconstitution de cet os, et se servir pour éveiller les propriétés ostéogènes du périoste, des substances les plus variées, pourvu que ces substances fussent d'une asepsie parfaite.

Sur ces données, les chercheurs purent se donner carrière et les substances les plus diverses furent employées pour combler les cavités résultant d'évidements osseux.

Senn essaie les fragments d'os de bœuf décalcifiés par l'acide chlorhydrique et aseptisés par un long séjour dans une solution alcoolique de sublimé à 2 pour 100.

Duplay et Cazin, ayant successivement utilisé l'éponge, la gaze, le coton, la soie, le catgut et la moelle de sureau, déclarent que la gaze et l'éponge sont les corps le plus rapidement et le plus complètement envahis par les tissus bourgeonnants qui les entourent.

L'ivoire et l'os mort ont été essayés, et Ollier estime que ces corps difficiles à résorber ont l'avantage d'agir plus longtemps comme soutiens et comme stimulants de l'ossification dans les tissus voisins.

D'autres opérateurs, tels que Dreesmann, ont proposé le plombage des os. Ce procédé donnerait de bons résultats pour de petites cavités osseuses bien aseptisées.

Dans le même ordre d'idées, M. Forgue a lui-même essayé un mélange d'or et de platine pour combler de petites pertes de substance osseuse.

O.-J. Mayer, prétendant que le plâtre phéniqué, avec lequel Dreesmann comblait les cavités osseuses, était seulement aseptique, a cherché une substance qui assurât elle-même la désinfection de la cavité. Il a choisi l'amalgame de cuivre employé par les dentistes. Ses expériences, faites sur des animaux, auraient été satisfaisantes.

Enfin E. Martin a employé le plâtre et la gutta-percha et préfère le plâtre pour les grandes cavités.

M. le professeur Heydenreich, auquel nous empruntons ces détails, dit que ces diverses tentatives ont donné quelques succès, mais que les échecs ont été nombreux aussi. « Les indications du plombage des os, continue le professeur de Nancy, sont encore restreintes. Il est prudent de n'appliquer la méthode qu'à des cavités osseuses peu étendues, faciles à désinfecter, ou naturellement aseptiques, comme celle qui résulte de l'évidement d'un os atteint d'enchondrome. Dans ces conditions, le plombage offre de réels avantages, il hâte la guérison et la rend plus stable ; il restitue à l'os sa forme normale et sa solidité ; enfin il permet d'éviter ces cicatrices difformes, déprimées, adhérentes, toujours prêtes à se rompre et à s'ulcérer. »

Nous souhaitons que l'on nous pardonne cette énumération un peu longue et un peu en dehors du sujet que nous devons traiter. Nous ne nous sommes permis cette digression que pour mieux faire ressortir la nécessité, reconnue par tous, de combler la cavité résultant d'un évidement osseux et aussi pour montrer que ces diverses méthodes n'ont donné, en somme, que de fort minces résultats.

Ollier, le premier, a eu l'idée ingénieuse de combler la cavité osseuse consécutive à une ablation de séquestre, sans avoir recours à une substance étrangère. Voici quelle est sa manière de procéder : « On enlève, dit-il, la totalité d'une des parois de la cavité osseuse afin de permettre au périoste ou aux parties molles périphériques de s'y enfoncer et de mêler immédiatement leurs granulations à celles que fournira la ca-

vité osseuse. On transforme ainsi l'évidement en une résec-
tion latérale ; au lieu d'une excavation en forme de caverne
n'ayant qu'une petite ouverture, et résistant par le mécanisme
des voûtes ou des tunnels, on aura une large gouttière ou un
canal ouvert. »

Cette idée d'Ollier est un acheminement vers un procédé dû
à un chirurgien allemand de Kiel, M. Bier, élève du professeur d'Esmarch. Les observations relatées dans ce travail
ayant été prises sur des malades opérés d'après la méthode
préconisée par Bier, nous allons exposer maintenant la méthode de ce chirurgien.

CHAPITRE II

Ce qui caractérise la méthode de Bier, c'est l'idée d'enlever le moins possible de substance osseuse, afin d'obtenir une cicatrisation rapide sans déformation. Ollier transformait sa cavité osseuse en une large gouttière ; Bier considère l'os atteint d'ostéomyélite chronique comme une boîte dans laquelle est enfermé un sequestre. Il ouvre cette boîte, enlève le sequestre, désinfecte et referme.

Bier a d'ailleurs exposé sa méthode dans un article du journal du professeur Langenbeck, article dont nous allons donner la traduction et qui est intitulé : « Nécrotomie ostéoplastique avec des remarques sur les méthodes de nécrotomies pratiquées à la clinique chirurgicale de Kiel. »

« J'entends, dit Bier, par nécrotomie ostéoplastique, l'opération qui permet de mettre à nu et d'enlever un sequestre sans enlever une partie de l'os. Cette opération est surtout praticable sur le tibia et je tiens à la décrire sur cet os, parce que c'est celui qui est le plus souvent atteint d'ostéomyélite aiguë et de ses conséquences. Je suppose donc me trouver en présence d'un sequestre étendu d'une épiphyse à l'autre.

» Une incision transversale intéressant la peau et le périoste est pratiquée depuis la tubérosité du tibia jusqu'à la partie moyenne de la face interne de l'os. Dès que cette incision atteint la crête du tibia, elle quitte le périoste et ne épare la peau de la crête tibiale que de la largeur d'une travers de doigt. Une autre incision, parallèle à la précédente, commence à deux travers de doigt au-dessus du cou-de-pied et se termine comme ci-dessus. Les points extrêmes de ces incisions sont unis par une troisième, longitudinale, qui occupe exactement la ligne médiane de la face interne du tibia ; cette dernière incision va jusqu'à l'os.

» Au point où les incisions abandonnent la crête tibiale, l'aponévrose est incisée transversalement ; les parties molles sont attirées par un écarteur et le périoste de cette face est sectionné jusqu'à la moitié de son épaisseur. Tandis qu'un instrument mousse introduit, rétracte les parties molles, on glisse une scie dans l'incision périostique et on scie l'os jusqu'à la moitié de son épaisseur suivant les incisions transversales : puis, à l'aide du ciseau et du maillet, on sectionne l'os dans toute sa longueur. Enfin, les derniers points adhérents de la couche osseuse profonde sont séparés à l'aide du ciseau.

» Le lambeau d'os et de périoste ainsi obtenu est érigné en dehors, il ne tient plus à l'os que par son périoste et les muscles. Le tibia se présente alors comme une boîte ouverte dont le lambeau osseux représente le couvercle mobile sur des charnières représentées par un pont de périoste. Dans le cercueil ainsi largement ouvert, se voit le sequestre. Ce sequestre est extrait, les fongosités et l'os mortifié (atteint d'ostéite raréfiante) sont soigneusement grattés à la cuiller tranchante, toutes les fistules sont sévèrement examinées et on pratique la désinfection soigneuse de la cavité. On referme le lambeau osseux comme un couvercle et les parties molles de la plaie sont réunies par des sutures.

» La fermeture de ce couvercle présente quelquefois des difficultés, surtout lorsqu'on s'est servi d'une feuille de scie très fine ; les bords osseux sont alors mâchés et il est difficile de réappliquer le couvercle Cet inconvénient sera écarté en

sciant, après coup, avec une fine lame dans le bord osseux
resté immobile.

» Une autre difficulté de la fermeture réside en ce que la
couche osseuse est irrégulièrement cassée par le ciseau. Ces
irrégularités de l'os peuvent l'empêcher de jouer sur sa charnière de périoste. On pourra régulariser la section à l'aide
d'un ostéoclaste.

» Dans les nécroses qui n'intéressent pas toute la diaphyse,
l'opération est modifiée de sorte que les incisions transversales délimitent exactement la partie nécrosée de l'os. Cette
limite est rendue appréciable par la boursoufflure osseuse ;
mais, comme dans la plupart des cas, la lésion s'étend
jusqu'à l'épiphyse, l'une des incisions sera pratiquée jusqu'en
ce point et l'autre à la limite du gonflement de l'os. Il est
recommandé de ne pas pousser l'incision épiphysaire trop
près d'une articulation. En faisant l'incision transversale
supérieure au-dessous de la tubérosité du tibia et l'incision
transversale inférieure à deux travers de doigt au-dessus du
cou-de-pied, on réussit facilement à gratter toute la diaphyse
nécrosée ou remplie de fongosités.

J'ai appliqué cette méthode d'incision dans la plupart des
cas d'os nécrosés parce que les fistules siégeaient à la partie
médiane de la face interne de l'os. Je fis donc passer l'incis-
sion longitudinale par l'ouverture des fistules osseuses.
Puisque c'est la place de ces fistules qui indique le trajet de
l'incision, je n'ai pas besoin d'insister plus longuement.
Comme il a été dit plus haut, après la fermeture du couvercle,
on suture les parties molles. Je n'ai pas essayé jusqu'ici du
tamponnement provisoire avec sutures consécutives, je crai-
gnais que le grand lambeau rectangulaire ne se rétractât
trop pour permettre ensuite de suturer. J'ai changé d'opinion
sur ce point, et, à une prochaine opération, j'essaierai de ce
procédé. Quant au drainage, je ne l'ai appliqué que dans un

seul cas. Les fistules et les autres lacunes que l'on fait avec l'ostéoclaste, présentent un écoulement naturel et suffisant pour les excrétions de la plaie. »

« Pour terminer, dit encore le chirurgien allemand, quelques remarques sur l'appareil instrumental de la nécrotomie. Cette opération est très pénible sur un cercueil dur, si l'on emploie un marteau et un ciseau minuscules. On arrive plus facilement et plus rapidement avec des instruments massifs et solides, faits d'acier bien trempé. D'Esmarch se sert d'un ciseau de charpentier et d'un gros marteau de bois. Le ciseau à froid dont on se sert pour la nécrotomie du tibia et du fémur est un ciseau de charpentier dont la lame mesure de 3 à 5 centimètres de largeur, le marteau pèse 800 grammes. Il est bon que le manche du ciseau et le marteau soient de bois, cela permettra d'asséner des coups plus violents qu'avec des instruments en acier. »

Sur les dix observations que Bier rapporte dans son long article, la plus heureuse est celle d'un jeune homme de dix-sept ans, qui, opéré d'une ostéomyélite aiguë typique du tibia gauche, d'après la méthode ci-dessus indiquée, marchait quatre mois après. « Le tibia présentait, au-dessous de sa tubérosité, un enfoncement sans solution de continuité. »

CHAPITRE III

Nous allons exposer maintenant le manuel opératoire de la nécrotomie, telle que nous l'avons vu pratiquer à la clinique chirurgicale des enfants à l'Hôpital Général.

Bier, nous l'avons vu, veut pratiquer l'ablation du sequestre sans enlever une partie quelconque de l'os. Pour cela, il dénude l'os, scie la paroi antérieure de la cavité du sequestre, puis introduisant un ciseau dans sa première incision, il va pratiquer dans la paroi postérieure de la cavité une fissure ayant la même longueur que l'incision. Deux traits de scie transversaux lui donnent un lambeau ostéo-cutané qui va pouvoir tourner sur lui-même, grâce à la fissure pratiquée dans l'os.

On se rend compte de la difficulté qu'il doit y avoir à aller, à travers une simple ouverture à la scie, fendre la partie opposée d'un os nécrosé, et cela tout en respectant le périoste. Ce temps difficile accompli, il doit encore falloir un effort considérable pour obtenir la mobilité du volet osseux. Tout cela en pure perte ; car, après le nettoyage de la cavité médullaire, Bier dit lui-même qu'il est parfois impossible de réappliquer le volet et il conseille alors de découper à la scie une lame d'os dans le bord resté immobile. Mais alors la nécrotomie ostéoplastique n'est plus « l'opération qui permet de mettre à nu et d'enlever un sequestre sans enlever une partie de l'os. »

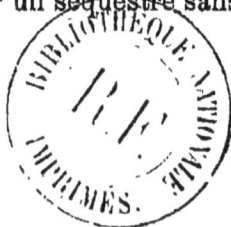

Ce que Bier ne fait que par nécessité est devenu le temps important de l'opération que nous allons décrire. Pourquoi chercher ainsi la difficulté ? Ne vaut-il pas mieux enlever d'abord un panneau osseux, opérer à ciel ouvert, voir et enlever commodément le sequestre et aller ensuite de l'autre côté du canal médullaire creuser la rainure qui permettra le déplacement du volet ? La description fera mieux voir les différences entre les deux procédés.

Il va sans dire qu'avant de commencer à opérer, le malade qui, les jours précédents, a pris plusieurs bains savonneux, subit un dernier et vaste savonnage de tout le membre malade, la peau est brossée avec soin, puis lavée à l'alcool et enfin à l'éther. Une fois cette toilette achevée, tout le membre et même les régions qui l'avoisinent sont enveloppées de compresses aseptiques et ce n'est que lorsque l'anesthésie est complète que l'on enlève celles de ces compresses qui recouvraient le champ opératoire. Nos trois observations relatent des opérations faites sur le tibia gauche, c'est cet os que nous prendrons comme exemple.

Une première incision de la peau est faite sur le milieu de la face interne du tibia. Cette incision longitudinale part de 2 centimètres au-dessous de la tubérosité interne du tibia et s'arrête à 2 ou 3 centimètres au-dessus de la base de la malléole interne. Cette incision peut être modifiée selon les besoins, être plus courte si la nécrose est circonscrite ; mais le sequestre doit toujours être attaqué par la face interne de l'os ; le tibia n'étant à cet endroit recouvert que par la peau et le périoste. Aux extrémités de cette incision longitudinale, on pratique deux incisions transversales qui forment avec la première une figure ayant la forme de deux T accolés par le pied. Les deux lambeaux cutanés sont rétractés, le périoste incisé et décollé à droite et à gauche à l'aide de la rugine. On aperçoit alors à nu la face interne de l'os qui apparaît énorme, boursoufflé, presque toujours criblé de petits orifices laissant sourdre du pus mal lié.

A l'aide du polythriteur de Mathieu, on pratique dans cet os deux sections longitudinales parallèles presque aussi longues que l'incision de la peau. On obtient ainsi une sorte de pont osseux que l'on libère complètement au ciseau et que l'on détache en réunissant en bas et en haut les deux sections longitudinales par deux autres transversales. Ce long panneau osseux enlevé permet d'apercevoir la cavité médullaire. C'est là le cercueil où est couché l'os mort, comme le dit Bier. Le séquestre, s'il en existe, est généralement entouré de fongosités, de bourbillons de pus qui remplissent tout le canal médullaire. Tout est enlevé, le canal de la moelle curetté, gratté, irrigué et flambé au chalumeau. Une fois la cavité bien aseptisée, il s'agit de la refermer. Pour arriver à rendre praticable cette occlusion, on creuse, à l'aide du ciseau et du maillet, sur la face postérieure de l'os, une gouttière ayant les mêmes dimensions que le panneau osseux d'abord enlevé. C'est le temps le plus long et le plus minutieux de l'opération. On pratique là un évidement sus-périosté. En effet, on a attaqué l'os par sa face médullaire et on marche à la rencontre du périoste qu'il faut avant tout ne pas léser ; car il doit d'abord servir de charnière au volet osseux et plus tard aider à la reconstitution osseuse. Lorsque cette gouttière est complètement creusée, le volet tourne facilement et les deux bords de l'os arrivent au contact.

Un dernier grand lavage est pratiqué, le canal de la moelle est séché à la gaze iodoformée ; on place un drain à la partie inférieure de la cavité et on suture les parties molles au fil d'argent. Nous avons vu essayer par deux fois la suture du périoste, elle exigeait beaucoup de temps et les points n'ont tenu qu'une fois.

Pour aider à la contention des parties osseuses, on applique deux vastes tampons de gaze iodoformée, un sur le volet, l'autre à la face postérieure de la jambe et l'on fait un pansement à la ouate sur ce pansement iodoformé. Enfin et pour prévenir tout mouvement, un bandage plâtré composé d'une longue attelle, maintient la jambe et le pied en bonne position.

Comme on le verra par la suite, cette opération a toujours donné d'excellents résultats, les malades ainsi opérés sortaient de l'hôpital environ un mois et demi après et marchaient assez bien. Le tibia ne présentait en général aucune déformation, on pouvait seulement sentir avec le doigt une petite gouttière séparant les deux bords osseux rapprochés.

OBSERVATIONS

Observation I

Pr... (Léonce), quatorze ans, entre le 3 août 1895. Né à la Grand'Combe (Gard), de parents bien portants, a un frère en bonne santé, deux ou trois autres sont morts peu après leur naissance.

Le début de la maladie remonte à six mois. Chute sur la jambe gauche entraînant une douleur assez vive ; huit jours après se forme à la partie inféro-interne du tibia un abcès qui est ouvert dès le lendemain.

Depuis lors, d'autres abcès se sont formés suivis de fistules Par ces fistules se fait un écoulement purulent entraînant parfois des esquilles. Les douleurs ont cessé depuis un mois ; mais, depuis lors, ce jeune garçon ne peut plus marcher.

Actuellement, l'état général est bon. Le malade paraît un peu anémié. La jambe gauche est atrophiée : circonférence du membre malade au gras du mollet : 20 centimètres, du membre opposé 23 1/2. Pied tombant. Le péroné paraît sain sur toute sa longueur. Les lésions apparentes de l'ostéomyélite siègent à la partie inférieure du tibia et occupent une hauteur de 13 centimètres. L'os, dans toute cette région, paraît hypertrophié, la palpation y révèle de nombreuses nodosités. Pas de douleurs à la pression. Six ouvertures fistuleuses. Empâtement de la région périmalléolaire s'étendant au cou-de-pied. Les mouvements de flexion du pied sur la jambe sont limités ; les mouvements de latéralité abolis.

Le 8 août 1895, le malade est opéré. Anesthésie à l'éther. Après toilette préalable, incision de 18 centimètres le long de la face interne du tibia, allant jusqu'à l'os. Rugination de cette face interne sur une longueur d'un travers de doigt environ. Section, à l'aide du polythriteur de Mathieu, d'un volet osseux de 12 centimètres de long sur 1 centimètre de large, empiétant la partie épiphysaire de l'os. Après ablation de cette bande osseuse, on aperçoit dans la portion diaphysaire un séquestre formé d'os raréfié avec, par places, des masses pseudo-bourbillonneuses de couleur jaune-rougeâtre, parsemées de points blanchâtres. Dans ces bourbillons, le doigt perçoit de petits grains osseux de nécrose parcellaire. Dans certaines vacuoles creusées par l'ostéite raréfiante se trouvent quelques îlots fongueux. Toute la partie épiphysaire de l'os est bourrée d'une masse épaisse du produit bourbillonneux dont on a déjà parlé. Le séquestre est extrait en trois fragments. Le fragment le plus inférieur était contigu au cartilage de conjugaison, on voit très nettement après son ablation la face médullaire de ce cartilage. Dans la région bulbaire, existe un volumineux paquet bourbillonneux que l'on nettoie à la curette et à la gouge, on cure également toute l'étendue du canal médullaire. Cette toilette achevée, et la canal de la moelle devenu net, on circonscrit avec le ciseau et le maillet un panneau osseux de 2 centimètres de largeur environ sur 12 de longueur que l'on mobilise par deux sections perpendiculaires faites à chaque extrémité. Sous une pesée un peu vive, ce volet, en se rabattant, arrive au contact du bord interne du plan osseux opposé. Quelques points de suture appliqués sur le périoste ne tiennent pas. Deux points de suture profonds et un plan superficiel de sutures sont placés. Pansement à la gaze iodoformée et au coton aseptique.

. Ce même jour (8 août) au soir. T.: 37°1. Le malade ne souffre pas.

9. — M.: 38°7. S.: 39°4. Le malade n'a pas dormi ; mais n'a ressenti aucune douleur.

10. — M.: 38°. S.: 39°. Nuit calme. Administration de 0gr. 25 de quinine.

Du 10 au 11 août, la température s'abaisse à 37°8. Toujours absence complète de douleurs.

12. — Premier pansement. Un peu de pus superficiellement. Après lavage, la plaie apparaît très saine. On enlève les deux points de suture profonds. Pansement compressif à la gaze iodoformée. Attelle plâtrée.

Du 11 au 21. — Rien de particulier. Température toujours normale.

21. — Second pansement. Quantité de pus assez considérable. Décollement du volet à la partie supérieure de la plaie. La pression fait sourdre du pus et du tissu de sphacèle par l'angle supéro-externe de la plaie. Pansement humide.

22. — Pansement humide. L'état de la plaie s'est amélioré.

23. — Pansement humide.

24. — On recommence les pansements secs à l'iodoforme. Tout va bien. Rien de particulier.

6 septembre. — La plaie opératoire est presque complètement cicatrisée dans sa partie supérieure. A la partie inférieure, sur une longueur de 4 centimètres, la réunion n'est pas complète ; mais la plaie qui subsiste est peu profonde, elle bourgeonne activement et a très bon aspect. Le malade ne souffre nullement et reste toute la journée dans une chaise longue. L'appétit et le sommeil sont excellents.

15. — A partir de ce jour un pansement simple (coton, vaseline) est appliqué.

26. — La plaie opératoire est complètement cicatrisée. Un petit point superficiel reste à vif à la partie moyenne, on le

saupoudre d'iodoforme. Au toucher, on apprécie l'intervalle existant entre le bord externe du volet et le bord interne de l'os ; cette gouttière a à peu près deux millimètres de largeur. État général très satisfaisant.

26. — Le malade sort. Opéré depuis 49 jours, et appuie son pied sur le sol sans ressentir aucune douleur.

Observation II

G... (Émile), quatorze ans, berger, né dans la campagne de Millau (Aveyron).

Entré à l'Hôpital Général, le 15 août 1895, dans le service de clinique chirurgicale des enfants. Ce jeune garçon présente, à la face interne de la jambe gauche, au-dessous de l'épiphyse supérieure du tibia et s'étendant jusqu'au quart inférieur du membre sur une largeur de quatre centimètres environ, une plaque de tissu cicatriciel, percée en trois endroits de petits cratères par lesquels sourd du pus mal lié, charriant de petits débris osseux. La peau est lisse, vernissée, d'un rouge violacé, adhérente au périoste sous-jacent. Le malade marche péniblement à l'aide d'une béquille. Le pied gauche, privé de la plupart de ses mouvements, a pris, pour y suppléer, une attitude équine assez prononcée, de sorte que le poids du corps ne porte que sur la région avoisinant la naissance des orteils. Le genou gauche est ankylosé dans une position à angle presque droit, déformé et augmenté de volume dans le sens transversal ; il existe en outre une subluxation du tibia en arrière. Le fémur forme un coude à convexité antérieure. Le malade n'a pas d'antécédents personnels. Son père est mort, il y a dix ans, d'un érysipèle charbonneux. L'état général est peu satisfaisant. Ce jeune garçon, épuisé par une longue suppuration, condamné à une immobilité presque absolue, s'est amaigri, le teint est blafard, l'appétit diminué.

Cet ensemble de symptômes a conduit le médecin qui le soignait à croire à une lésion osseuse d'origine tuberculeuse. A l'auscultation : gros râles ronflants dans la partie droite de la poitrine, un peu de toux.

Le traumatisme qui a amené l'ostéomyélite du tibia gauche date du mois de mai 1894, quinze ou seize mois avant l'entrée à l'hôpital. A cette époque, le jeune G..., en jouant avec ses camarades, voulut monter à califourchon sur un bouc qu'il avait dans son troupeau et fit une chute assez violente sur la jambe gauche. Il put marcher encore pendant trois ou quatre jours, puis l'enflure survint empêchant tout mouvement. Un premier abcès s'ouvrit spontanément au-dessous du genou, d'autres furent ouverts par le médecin appelé à le soigner. Depuis lors, ces plaies opératoires se sont complètement cicatrisées, il ne reste à la surface cutanée que les petites ouvertures, signalées plus haut, qui n'ont pas cessé de suppurer.

Le 20 août, au matin, après une minutieuse toilette, le jeune malade est placé sur la table d'opération. Le ventre et les membres inférieurs étant recouverts de compresses aseptiques, on commence l'anesthésie. On dut ici recourir au chloroforme, l'émotivité peu ordinaire du malade aurait rendu l'anesthésie à l'éther trop longue à obtenir. Un tube de caoutchouc, solidement lié, est appliqué au-dessous du genou pour assurer la compression.

Le malade étant endormi, on pratique, sur la face interne du tibia, une incision de vingt centimètres de longueur, allant de l'extrémité supérieure du quart inférieur du tibia à la naissance de la diaphyse supérieure. Aux extrémités de cette première incision, on en pratique deux autres transversales, de 3 centimètres de longueur environ, et on obtient le double T dont nous avons parlé ci-dessus. On dissèque à droite et à gauche

les deux lambeaux latéraux ainsi obtenus, on incise le périoste et on le décolle à l'aide de la rugine. On aperçoit alors l'os
énorme, boursouflé sur toute sa face interne et percé de petits
cratères remplis de pus. Avec le polythriteur, on fait, dans cet
os, deux sections longitudinales, parallèles de 18 centimètres
de longueur et distantes de 2 centimètres l'une de l'autre. On
obtient ainsi un pont osseux que l'on libère complètement au
ciseau et que l'on détache en bas et en haut par deux sections
transversales. On enlève alors ce panneau osseux, qui mesure
18 centimètres de longueur sur 2 de largeur et on aperçoit
un séquestre considérable occupant toute la longueur du
canal médullaire. Sous une irrigation continue au phénosalyl,
ce sequestre est enlevé d'une seule pièce et le canal médullaire
minutieusement nettoyé à la curette et à la gouge. Une flamme
de chalumeau est ensuite promenée sur tous les points sus-
pects.

L'os a, en ce moment, l'aspect d'une tuile un peu moins
évasée qu'une tuile ordinaire ; il reste à combler la large brèche osseuse qui met à nu tout le canal de la moelle.

A l'aide du ciseau et du maillet, on prolonge en dedans
les deux sections osseuses transversales qui ont permis d'enlever le panneau osseux recouvrant le séquestre. Il est bien
entendu que le périoste ne doit jamais être entamé par le
ciseau.

Les deux sections transversales sont prolongées de 2 centimètres 1/2 environ, on les réunit alors par une rainure que
l'on creuse au ciseau dans l'intérieur même du canal médullaire. Cette rainure doit avoir une largeur proportionnée à
l'écartement des bords de l'os, c'est-à-dire être en rapport
avec le panneau osseux primitivement enlevé. Dans ce cas,
un bon centimètre d'os fut enlevé à l'aide du ciseau à la face
postéro-interne du tibia, afin de donner au volet osseux toute
la mobilité désirable. A l'aide d'une forte pression, on put rap-

procher bord à bord les deux parties osseuses ; le cercueil était fermé après avoir été vidé de son contenu.

La vaste plaie fut à nouveau soigneusement lavée au phénosalyl, un gros drain fut placé à la partie inférieure. Une vingtaine de points de suture au fil d'argent réunirent la plaie cutanée, et, pour parfaire l'accolement des bords de l'os, deux vastes bourdonnets de gaze iodoformée furent appliqués l'un à la partie antéro-interne, l'autre à la partie postéro-externe de la jambe. Un grand pansement à l'iodoforme et à l'ouate aseptique, maintenu par une bande appliquée à pression immobilisa toute la jambe gauche. Une attelle plâtrée maintint la jambe en bonne position.

20 août. — Soir, 36°8. Le malade toussant un peu, on prescrit une potion avec : benzoate soude 1 gramme, sirop de tolu et julep ââ 30 grammes.

21. — Matin, 37°5 ; soir, 38°2. Rien de particulier.

22. — Matin, 37°5 ; soir, 38°. Le malade ne souffre pas, toujours un peu de toux. Bouillon. Lait.

23. — Matin, 37°2 ; soir, 38°. Le malade demande à manger.

24. — Matin, 37°2 ; soir, 37°2. Cotelette, potage, vin. Le sommeil est paisible, aucune douleur dans le membre opéré.

25. — Matin, 37°2 ; soir, 37°2. Rien de particulier jusqu'au 5 septembre. Le pansement est refait. La plaie opératoire est presque entièrement cicatrisée. A son extrémité supérieure trois points de suture ont cédé, laissant voir dans la profondeur un point dénudé du volet osseux. Un autre point de suture ayant cédé au niveau du tiers moyen, il en est résulté une petite ouverture pouvant donner passage à un pois par laquelle s'écoule un liquide muco-purulent. Pas de déformation du membre, pas de douleurs à la pression, pas de fièvre. Le malade tousse beaucoup moins. L'appétit est bon. Le malade passe plusieurs heures par jour dans une chaise longue.

12 septembre. — La plaie est toujours en bon état. Le point dénudé du volet osseux tend à se recouvrir. L'état général est très bon. Le drain est raccourci.

25. — Le pansement de ce jour permet de constater que le point osseux dénudé signalé plus haut est absolument recouvert. La plaie est réunie sur tout le reste de son étendue, quelques points seuls sont encore à vif; ils bourgeonnent très activement et on les touche au nitrate d'argent. Le drain est retiré complètement.

Après ce pansement, qui fut retiré le 2 octobre, on n'appliqua plus sur la plaie que des pansements protecteurs (vaseline et coton).

Le malade sort complètement guéri, le 18 octobre ; il appuie son pied par terre, sa subluxation du genou l'oblige seule à se servir d'une canne.

Observation III

Le 29 août se présente à la visite le jeune Ed. L..., douze ans, né à Valence (Drôme).

Ce jeune garçon présente à la moitié inférieure de la jambe gauche les stigmates ordinaires de l'ostéo-myélite. Le début de la maladie paraît remonter à quatre mois. Chute probable. Dans les cinq ou six jours qui suivent, apparaît un état fébrile avec délire qui persiste pendant une semaine.

La jambe gauche est devenue douloureuse et a légèrement augmenté de volume. On crut pendant quelque temps à du rhumatisme. Il y a un mois, un abcès survient, il est ouvert au thermocautère. Après cette opération, la douleur a disparu. Le malade gardait le lit depuis les premiers accidents.

Pas d'ancédents personnels ni héréditaires.

La jambe présente actuellement, à la jonction du quart inférieur avec les trois quarts supérieurs, deux trajets fistuleux
dont un, en activité, s'ouvre sus la face interne et laisse sourdre un liquide filant légèrement grumeleux.

Ces trajets fistuleux sont entourés d'une zone d'un rouge
vernissé. Le quart inférieur de la jambe est tuméfié, et cette
tuméfaction s'étend à la région périmalléolaire. L'os paraît,
à la palpation, hypertrophié dans son quart inférieur sans être
sensiblement irrégulier. La pression n'amène aucune douleur,
l'articulation tibio-tarsienne est intacte.

Le malade est opéré le 31 août. Ce jeune garçon est d'une
nervosité extrême, l'anesthésie à l'éther est longue et difficile,
on doit même recourir au chloroforme pour obtenir une réso-
lution complète. On dessine un double T dont la branche longitudinale a 8 centimètres de longueur et les branches transversales trois centimètres. Ces incisions portent sur le tiers
inférieur de la jambe. Le périoste est incisé et ruginé. Le
polythriteur sectionne un panneau osseux de sept centimètres
de long sur deux de large. L'enlèvement de ce panneau est surtout difficile à sa partie inférieure qui est prise aux dépens du
tissu spongieux de l'épiphyse. Le panneau enlevé, on ne trouve
pas de séquestre, mais des amas d'une substance caséeuse,
surtout abondants au niveau du cartilage conjugal. Par un des
cratères, cette substance a fusé sous le périoste où on en trouve
une certaine quantité. On râcle le canal médullaire à la curette,
on râcle également la face externe de l'os. Le tout est rapidement flambé au chalumeau. Large irrigation au phénosalyl.

La construction du volet de Bier fut dans ce cas particu-
lièrement difficile. Pris à la partie interne de la cavité, il em-
piétait sur la portion spongieuse de l'épiphyse inférieure du tibia
et c'est dans cette portion spongieuse que l'on dut creuser au
ciseau la partie inférieure de la rainure du volet. Drain à la
partie déclive de la plaie.

On put ici suturer le périoste au moyen de dix points à la soie. Points de suture cutanés. Pansement à l'iodoforme. Attelle plâtrée.

Le soir de ce jour (31 août), le malade avait une température axillaire de 36°5.

1er septembre. — T. : matin, 57°5 ; soir, 37°6. L'enfant n'a pas reposé de la nuit. Agitation. Se plaint d'une douleur au niveau de la partie opérée. On ordonne pour le soir, une potion avec KBr 0,75, julep 120 grammes. Bouillon. Lait.

2. — Même état. Même prescription. T. : matin, 37°3 ; soir, 38°6.

3. — L'agitation a cessé, l'enfant se trouve mieux, ne ressent plus aucune douleur. On supprime la potion bromurée. T. : matin, 37°5 ; soir, 38°7. Café, potage.

4. — Le malade passe une bonne journée. Se trouve bien. T. : matin, 37°4 ; soir, 38°5.

5. — Déjeûne avec appétit d'une tasse de chocolat. Ne se plaint pas, se trouve bien. T. : matin, 36°8 ; soir, 37°7.

6. — Même état. T. : matin, 36°9 ; soir, 37°5.

Jusqu'au 10 septembre, jour du premier pansement, la température reste normale, ne dépasse pas 37°4 le soir. A la partie interne du pansement, se voit une tache de sang de la dimension d'une pièce de cinq francs.

Le pansement enlevé, on découvre la plaie qui est fort belle et réunie dans tous ses points, sauf à la partie inférieure où est placé le drain. Aucune rougeur des parties voisines, la peau a un aspect normal. On enlève tous les points de suture, sauf celui qui est au voisinage immédiat du drain. De légères pressions exercées autour de la plaie n'amènent pas de pus et ne causent aucune douleur.

18. — Nouveau pansement. Une légère boutonnière due à l'écartement des deux lèvres de la plaie cutanée siège à la partie médiane de la cicatrice. Tout va bien. Le drain est

raccourci. Le malade mange tous les jours de bon appétit, il passe plusieurs heures de la journée dans une chaise-longue.

27. — A ce pansement, on ne voit plus que la cicatrice linéaire de la plaie et l'ouverture laissée par le drain. Ce drain est d'ailleurs retrouvé dans le pansement et son inutilité étant reconnue, il n'est pas renouvelé. On saupoudre d'iodoforme le point où se trouvait le drain, on applique un pansement simple.

8 octobre. — Un nouveau pansement simple fait à la date de ce jour permet de constater la parfaite cicatrisation de la plaie. Quelques pressions exercées sur l'endroit où a été taillé le volet permettent d'affirmer une immobilité parfaite du lambeau osseux.

Le 20 octobre, nous avons pu voir le jeune Edmond L. qui quittait l'hôpital, marchant sans canne et donnant le bras à sa mère, sans avoir grand besoin de cet appui.

C'est le dernier et le plus beau cas d'ostéomyélite opéré par la méthode de Bier dont nous ayons à raconter l'histoire.

CONCLUSIONS

Nous ne répèterons pas que, dans le cas d'ostéomyélite chronique, l'ablation du séquestre s'impose comme la première condition de désinfection : *sublatâ causâ, tollitur effectus.* Mais doit-on toujours tenter l'ostéoplastie après avoir enlevé le séquestre ? Evidemment non, si la nécrose n'est pas bien limitée, si l'os tout entier est ramolli, atteint d'ostéite raréfiante. Il est impossible de faire de l'ostéoplastie avec de l'os nécrosé. Dans ces cas, une fois le séquestre enlevé, mieux vaut laisser la cavité ouverte et ce qui est mort s'éliminer.

On ne tentera pas non plus l'ostéoplastie sur des sujets tuberculeux, cachectiques, incapables de faire les frais d'une réparation quelconque.

Mais, à côté de ces ostéomyélites à forme grave et de ces sujets affaiblis, nous avons les ostéomyélites accidentelles surgissant chez des enfants non tarés et ici l'ostéoplastie rendra de grands services. Au point de vue esthétique, en évitant les déformations consécutives aux grandes lésions du squelette ; au point de vue de la santé générale, en activant la marche de la cicatrisation, en racourcissant le séjour dans les hôpitaux et en permettant l'usage du membre opéré dans un délai relativement court.

BIBLIOGRAPHIE

BIER. — Archiv. für klinik Chirurgie, 1892, p. 121.

BUSCARLET. — Thèse de Paris, 1891.

FORGUE et RECLUS. — Thérapeutique chirurgicale.

HEYDENREICH. — Semaine médicale, 6 février 1895, p. 53.

LANELONGUE. — Clinique chirurgicale, p. 17.

LANNELONGUE. — Monographie sur l'ostéomyélite, 1879.

MAUCLAIRE. — Ostéomyélites de la croissance.

OLLIER. — Traité des résections.

SCHULTEN. — Congrès de l'Association des chirurgiens du Nord
    (Tribune médicale, 31 août 1893).

TÉDENAT. — Ostéomyélite hémorragique (Montpellier médical, 1883,
    p. 213).

Vu et permis d'imprimer :
Montpellier, le 26 juin 1896.

Le Recteur,

J. GÉRARD.

Vu et approuvé :
Montpellier, le 26 juin 1896.

Le Doyen,

J. MAIRET.

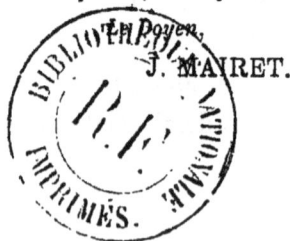

SERMENT

En présence des Maîtres de cette Ecole, de mes chers condisciples et devant l'effigie d'Hippocrate, je promets et je jure, au nom de l'Être suprême, d'être fidèle aux lois de l'honneur et de la probité dans l'exercice de la médecine. Je donnerai mes soins gratuits à l'indigent, et n'exigerai jamais un salaire au-dessus de mon travail. Admis dans l'intérieur des maisons, mes yeux ne verront pas ce qui s'y passe, ma langue taira les secrets qui me seront confiés, et mon état ne servira pas à corrompre les mœurs ni à favoriser le crime. Respectueux et reconnaissant envers mes Maîtres, je rendrai à leurs enfants l'instruction que j'ai reçue de leurs pères.

Que les hommes m'accordent leur estime, si je suis fidèle à mes promesses ! Que je sois couvert d'opprobre et méprisé de mes confrères, si j'y manque !

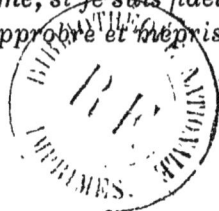

22

www.ingramcontent.com/pod-product-compliance
Lightning Source LLC
Chambersburg PA
CBHW060451210326
41520CB00015B/3912